CONTRIBUTION A L'ÉTUDE

DES

COMPLICATIONS PULMONAIRES

DE L'ALBUMINURIE

PAR

J. LE MAUX

Docteur en médecine de la Faculté de Paris,
Ancien interne des hospices d'Orléans.

PARIS

A. PARENT, IMPRIMEUR DE LA FACULTÉ DE MÉDECINE

A. DAVY, successeur

52, RUE MADAME ET RUE MONSIEUR-LE-PRINCE, 14

1883

CONTRIBUTION A L'ETUDE

DES

COMPLICATIONS PULMONAIRES

DE L'ALBUMINURIE

PAR

J. LE MAUX

Docteur en médecine de la Faculté de Paris,
Ancien interne des hospices d'Orléans.

———◄►◄►———

PARIS

A. PARENT, IMPRIMEUR DE LA FACULTÉ DE MÉDECINE

A. DAVY, successeur

52, RUE MADAME ET RUE MONSIEUR-LE-PRINCE, 14

——

1883

A MES PARENTS

A MES AMIS

A MES MAITRES

Le Maux.

M. LE PROFESSEUR BROUARDEL

Membre de l'Académie de médecine.
Officier de la Légion d'honneur.

CONTRIBUTION A L'ÉTUDE

DES COMPLICATIONS PULMONAIRES

DE L'ALBUMINURIE

HISTORIQUE ET INTRODUCTION.

Les complications pulmonaires tiennent une assez large place dans l'histoire de l'albuminurie. Nous ne citerons pas avec Deckher quelques passages obscurs des auteurs anciens, qui lui ont paru mentionner la coïncidence des lésions des organes respiratoires et de l'affection rénale ; mais à peine Bright avait-il décrit la maladie à laquelle il a donné son nom qu'il signalait la possibilité et la fréquence des complications pulmonaires.

Un peu plus tard, Rayer(1), frappé à son tour des rapports de fréquence de la néphrite albuminurique avec les maladies des organes respiratoires s'exprimait ainsi :

« J'ai rapporté plusieurs exemples de coïncidence des maladies pulmonaires avec la néphrite simple, mais cette complication est beaucoup plus fréquente dans la néphrite albumineuse, et cette fréquence est telle, qu'il est impos-

(1) Rayer. Maladies des reins, 1839.

sible de méconnaître l'influence de la néphrite albuminurique sur le développement de certaines lésions du poumon, et celle non moins remarquable des maladies des
poumons sur les affections des reins ».

Ce fut sous son inspiration que parurent les thèses de
Désir, Tissot, Sabatier, et l'importance des complications
pulmonaires de l'albuminurie fut désormais un fait
acquis.

Cependant on n'avait encore guère fait que signaler
leur fréquence, sans rechercher ce qu'il peut y avoir de
spécial dans leur physionomie clinique, aussi M. le professeur Jaccoud, s'efforça-t-il de déterminer, dans ses
leçons de 1867, les caractères particuliers de la bronchite
et de la pneumonie développées sous l'influence du mal
de Bright.

On trouve la même tendance dans le livre de Rosenstein traduit en français en 1874 par Bottentuit.

Déjà, en 1872, avait paru, sous l'inspiration de M. le professeur Lasègue, la thèse de Deckher, dans laquelle avec
toutes les autres complications thoraciques de l'albuminurie, se trouvent plus spécialement étudiées, celles aux
quelles on a donné les noms d'œdème, de bronchite et de
pneumonie albuminuriques.

Depuis lors tous les auteurs qui se sont occupés des
maladies du rein ont assigné à ces complications des
caractères particuliers, ainsi qu'on le voit dans le traité
de M. Lecorché publié en 1875.

Mais on ne connut bien leurs particularités symptomatiques que lorsque M. Lasègue eut publié, dans les Archives de 1879, une série de trois articles, dans lesquels il
fait de ces complications, l'œdème, la bronchite et la
pneumonie, une même famille clinique, et les désigne
sous le nom d'états bronchio-pulmonaires.

Un certain nombre de particularités différencient en effet ces lésions des lésions pulmonaires survenues sous l'influence des causes ordinaires.

Elles ont été décrites par M. Lasègue d'une façon magistrale, nous n'aurions donc pas pensé à revenir sur ce sujet, ni à en faire l'objet de ce travail, puisque, bien que la question soit encore discutée, les longues et sagaces recherches d'un maître expérimenté nous semblent avoir résolu, dans toute leur étendue, les difficultés du problème clinique; mais au mois de décembre dernier, il signalait lui-même à notre attention, dans une des salles de son service, une malade présentant au plus haut degré le type sous lequel il a décrit la broncho-pneumonie d'origine albuminurique. L'autopsie de cette malade permit de vérifier ce fait que la lésion pulmonaire se rapproche du type des broncho-pneumonies secondaires. Ce fut alors qu'à cause du petit nombre de cas dans les quels on a pu étudier a l'amphithéâtre les lésions pulmonaires d'origine albuminurique, à cause aussi de la netteté et de l'isolement des symptômes observés pendant la vie, M. le professeur Lasègue nous encouragea lui-même à faire quelques recherches sur ce sujet, et c'est d'après les conseils de M. le Dʳ Brissaud. son chef de clinique, auquel nous devons nos plus sincères remerciements pour les conseils qu'il a bien voulu nous donner, que nous nous sommes décidés à en faire le sujet de notre dissertation inaugurale.

Nous n'avons pas la prétention d'apporter dans le débat aucun élément nouveau, notre but est simplement de faire connaître une observation de plus à l'appui de l'enseignement du maître que nous venons de perdre, et quelque faible que soit cet appoint dans une question encore discutée, nous espérons que nos juges, tenant compte de notre inexpérience, se montreront indulgents et ne voudront voir que notre bonne volonté dans une entreprise qui ne nous a conduit à d'autre résultat qu'à rendre justice à la sagacité de l'esprit d'observation de M. Lasègue et à mettre en relief l'importance de ses travaux.

Dans ce travail nous essayerons d'abord, après un rapide exposé des conséquences de l'albuminurie et des complications qui en dérivent, de montrer l'importance du sujet en nous appuyant sur les statistiques pour établir la fréquence des complications pulmonaires.

Nous aborderons ensuite leur étude pathogénique ; puis leur étude clinique : et enfin nous dirons quelques mots de l'anatomie pathologique et du traitement.

CONSÉQUENCES DE L'ALBUMINURIE. FRÉQUENCE DES COMPLICATIONS PULMONAIRES.

Quelle que soit la forme de la lésion rénale, le mal de Bright entraîne un certain nombre de conséquences dont les principales sont :

Des modifications dans la quantité de l'urine excrétée, et sa diminution dans la plupart des cas.

Des modifications dans sa composition chimique, puisqu'elle devient albumineuse, tandis que l'urée et les autres produits excrémentitiels diminuent.

De ces variations dans la quantité et dans la composition chimique de l'urine dérivent des variations parallèles de la masse et de la composition du liquide sanguin. Il y a pléthore aqueuse et diminution de l'albumine du

sérum ; augmentation de l'urée et des produits excrémentitiels.

Enfin dans un grand nombre de cas, en même temps
que la lésion rénale, évoluent des altérations artérielles et
cardiaques.

La rétention de l'urée et des produits excrémentitiels
est regardée comme la source d'une série d'accidents
auxquels on a donné, pour cette raison, le nom d'urémiques.

Mais ce n'est pas tout ; la réunion de toutes les circonstances que nous venons d'exposer entraîne un état
de cachexie spécial, auquel on pourrait donner le nom de
cachexie albuminurique, produisant sur tout l'organisme,
un retentissement général, dont dérivent une foule d'affections secondaires, complications fréquentes de l'albuminurie et appartenant à trois types principaux.

Ce sont :

1° Des œdèmes qui envahissent : le tissu cellulaire sous-
cutané, celui du larynx, les viscères eux-mêmes, et en
particulier le poumon ; des épanchements séreux dans la
plèvre, le péricarde, etc.

2° Des inflammations qui peuvent atteindre les muqueuses comme celles du larynx et du poumon, les séreuses comme la plèvre, le péricarde, le péritoine et enfin
les viscères eux-mêmes, ainsi que le poumon en est un
exemple fréquent.

3° Enfin des hémorrhagies qui ont lieu à la surface des
muqueuses, dans la substance cérébrale, dans le tissu
pulmonaire. Nous regardons comme tributaire de ces
hémorrhagies albuminuriques, l'écoulement sanguin qui
colore les crachats dans les états bronchio-pulmonaires.

Il ne sera question dans ce travail que de celles de ces
complications auxquelles on a donné le nom d'œdème,

de bronchite et de pneumonie albuminuriques et, que M. Lasègue a désignées sous le nom générique d'états bronchio-pulmonaires.

Ces complications pulmonaires de l'albuminurie sont bien fréquentes, puisque Frerichs, en réunissant dans une statistique 292 cas d'albuminurie provenant de différents auteurs, a trouvé que, sur ce nombre de cas, ce sont les poumons qui, après les reins, sont le plus fréquemment atteints.

Il est assez facile de se rendre un compte exact de la fréquence relative de chacune des complications pulmonaires, en consultant les différents auteurs qui ont écrit sur la question.

Il faut que la première de ces complications, l'œdème, se produise bien souvent, pour que Bright ait déclaré qu'on la voyait survenir trente fois sur 100 cas de néphrite, et pour que Grainger-Stewart ait affirmé qu'elle est plus fréquente encore, puisque, pour ce dernier, elle ne se rencontrerait pas moins de 64 fois sur 100 malades. Cependant on ne trouve l'œdème pulmonaire mentionné dans aucune des statistiques publiées par les auteurs, pour établir la fréquence relative des complications du mal de Bright, mais cela tient peut-être à la rareté des cas dans lesquels il a été donné de constater cette lésion sur le cadavre, à cause du peu de gravité qu'elle présente habituellement, et de son excessive mobilité; cependant, il n'en est pas moins vrai, qu'elle doit se rencontrer assez fréquemment en clinique, puisque Dekher, Lecorché, Lasègue lui ont fait une si large part dans l'histoire des complications pulmonaires de l'albuminurie.

La bronchite est, elle aussi, très fréquente, puisque Rayer l'a citée dans les 7/8 des cas, et, c'est en raison même de cette fréquence, que certains auteurs l'ont désignée sous un nom spécial, celui de bronchite rénale (1).

Les mêmes raisons que nous venons d'invoquer pour l'œdème pulmonaire, l'ont sans doute empêchée d'être mentionnée dans les statistiques des complications du mal de Bright ; mais presque tous les auteurs l'ont décrite, et comme nous le verrons, Rosenstein, Jaccoud, Lecorché, Lasègue l'ont soigneusement étudiée.

Quant à la pneumonie, sa fréquence est envisagée d'une façon assez différente par les auteurs qui ont écrit sur la question. Elle fut successivement signalée par Bright, Rayer, Cristison, Forget, mais pendant que Cristison prétend n'en avoir jamais trouvé que 2 cas bien nets dans sa pratique à Edimbourg, et que Solon déclare cette complication assez rare en France, Mac Doweld, en Irlande, l'a trouvée dans le 12ᵉ des cas. D'après la statistique de Bamberger, elle se produirait 43 fois sur 300 cas de néphrite au 1ᵉʳ stade, 22 fois sur 100 cas de néphrite au 2ᵉ, et 19 fois sur 100 cas de néphrite au 3ᵉ. Enfin, il y a 27 cas de pneumonie albuminurique dans les 292 observations recueillies par Frerichs et 20 sur les 114, rassemblés par Rosenstein.

On voit donc que les complications pulmonaires de l'albuminurie ont bien leur importance, et l'on comprend qu'il peut-être utile de rassembler le plus possible de bonnes observations, à l'appui du tableau clinique que nous a tracé le professeur Lasègue, puisque ces affections n'ont ni les symptômes, ni la marche ordinaire aux lésions pulmonaires survenues dans les circonstances habituelles, et que les auteurs, qui les avaient précédemment étudiées, n'avaient pas remarqué

(1) Pellegrino-Lœvi. Thèse de 1864.

toutes les particularités qu'elles présentent. Mais pour aborder avec fruit l'étude clinique de ces lésions, il nous semble utile de chercher auparavant à arriver à la conception de leur genèse, en montrant comment on a essayé d'expliquer, par les effets de l'albuminurie sur l'organisme, le développement des œdèmes et des inflammations qui compliquent si souvent le mal de Bright, et dont les localisations pulmonaires ne sont que l'une des expressions les plus fréquentes ; nous rechercherons en même temps quelles raisons on a donné pour expliquer la fréquence avec laquelle le tissu pulmonaire est atteint ; enfin nous exposerons les causes de ces hémorrhagies, qui peuvent se manifester dans un certain nombre d'organes et se traduisent au poumon quelquefois par l'apoplexie pulmonaire, mais bien plus fréquemment par une coloration sanguine toute spéciale des crachats, dans les états bronchio-pulmonaires. Il ne nous restera plus alors pour compléter cette étude pathogénique qu'à voir les relations de fréquence qui peuvent exister entre chacune des formes du mal de Bright et le genre de la complication pulmonaire.

GENÈSE DES HYDROPISIES EN GÉNÉRAL, ET DE L'ŒDÈME PULMONAIRE EN PARTICULIER

Parmi les effets du mal de Bright sur l'organisme, l'altération et surtout l'état d'hydrémie du sang par suite des pertes continuelles d'albumine, l'augmentation possible de la pression intra-veineuse, par suite des lésions cardiaques concomitantes, l'augmentation de la pression intra-vasculaire, qui est la conséquence de l'élimination insuffisante de l'eau du sang par la voie des reins chez les albuminuriques ; enfin l'altération de la paroi des petits vaisseaux, complication habituelle, sinon élément intégral de l'affection des reins, sont autant de circonstances que l'on a cherché à invoquer pour expliquer la production des œdèmes albuminuriques.

Cependant toutes ces circonstances pathogéniques n'ont pas la même valeur :

1° La désalbumination du sang chez les brigthiques est un fait reconnu par tous; ainsi Cristison a constaté que chez les malades atteints de néphrite avec œdème, le poids spécifique du sérum sanguin ne s'élève jamais au-dessus de 1022 au lieu de 1030 le chiffre normal. Bartels a trouvé comme expression de ce même poids spécifique des nombres plus faibles encore, 1018, 1016, 1015. Or il est admis que l'appauvrissement du sang en principes solides, et notamment en albumine, favorise la transsudation du sérum hors des vaisseaux. Reste à savoir s'il est à lui seul capable de la produire ?

On a dit que des manifestations hydropiques peuvent survenir à la suite d'hémorrhagies abondantes chez des sujets auparavant en état de santé parfaite. Or nous ferons remarquer que des pertes de sang notables entraînent un abaissement considérable dans la pression intra-vasculaire et une altération de la paroi des petits vaisseaux très prompte à se produire.

De plus, des observations très nombreuses démontrent qu'il n'existe aucune relation entre le degré de l'albuminurie et la fréquence et l'intensité de l'œdème. Cette complication ne survient qu'à une période avancée de la cachexie et lorsque, à n'en pas douter, la dénutrition des tissus a gagné les parois vasculaires, et il semble ainsi que la désalbumination du sang n'est pas à elle seule capable de la produire.

2° Les lésions cardiaques qui surviennent à titre de complications des néphrites peuvent évidemment par elles-mêmes produire de l'hydropisie, mais lorsque l'œdème survient dans ces conditions, il n'a plus les caractères typiques de l'œdème albuminurique. Sans doute les modifications de la tension vasculaire, conséquences des lésions cardiaques qu'on rencontre chez les albuminuriques, peuvent favoriser d'une façon générale la production de l'œdème, mais il n'y a aucune corrélation à établir entre sa localisation, son étendue et les complications cardiaques habituelles aux différentes sortes de néphrite.

3° Vient ensuite l'influence de la rétention de l'eau du sang sur le développement de l'œdème brightique.

L'élimination insuffisante de l'eau du sang, dans les cas de néphrite, semble démontrée aujourd'hui par des recherches directes d'une valeur incontestable. Rœdher, par exemple, a trouvé que l'homme dans l'état de santé élimine en moyenne par la voie des urines environ 16 pour 100 de l'eau ingérée. Au contraire, chez les brigthiques, cette élimination n'atteint plus que des proportions oscillant entre 11 et 41.2 pour 100. Il ne faut pas oublier du reste que chez ces malades les fonctions de la peau sont insuffisantes. La sécheresse habituelle du tégument externe, atteste assez qu'il ne saurait se faire de ce côté une élimination supplémentaire de l'eau du sang. Bartels, reprenant les recherches de Rœdher, est arrivé à des résultats absolument analogues à ceux que nous venons de faire connaître. Notons que chez tous ces malades, l'intensité des manifestations hydropiques était en rapport avec la gêne de la diurèse.

Cette pléthore hydrémique semble donc favoriser le développement de l'œdème, mais son influence n'est évidemment que secondaire, ainsi que le démontrent les faits assez nombreux d'anurie presque complète persistant pendant plusieurs jours sans amener d'accidents hydropiques.

4° L'altération de structure des petits vaisseaux est aujourd'hui un fait universellement reconnu dans les cas de néphrite, mais on est loin d'être d'accord sur la nature de cette altération. Un premier point semble cependant établi d'après les recherches d'Ewald, de Thomas et de Conheim, c'est la perméabilité anormale de la paroi des petits vaisseaux, conséquence de cette altération de structure. Quand on pousse, à travers les oreilles d'un lapin, un liquide pauvre en albumine, il ne transsude pas dans les mailles du tissu cellulaire ambiant, si les vaisseaux ne sont pas altérés dans leur structure. Quand on lie la veine fémorale d'un chien dont le sang a été mis dans un état d'extrème dilution, il ne se produit d'œdème dans le membre correspondant, que si la ligature veineuse est pratiquée seulement lorsque l'état hydrémique du sang existe depuis plusieurs jours; c'est que sans doute la paroi des vaisseaux a eu le temps de s'altérer au contact d'un sang de mauvaise qualité.

Faut-il donc accepter les conclusions de M. Labadie Lagrave (1) et dire que l'œdème brigthique favorisé par la désalbumination du sang, par la pléthore hydrémique, par les modifications de la pression sanguine, est surtout la conséquence de l'altération de la paroi des petits vaisseaux ?

Nous ne voulons pas contester l'influence prédispo-

(1) Labadie-Lagrave. Dict. de méd. et de chir.

sante de chacune des circonstances pathogéniques précédentes et leur rôle prépondérant dans les cas où l'œdème en se généralisant, envahit toutes les parties du corps; mais elles nous paraissent insuffisantes pour expliquer ces localisations mobiles et passagères de l'œdème albuminurique, dont l'œdème pulmonaire est un des types les plus remarquables.

L'œdème albuminurique, en effet, est soumis à une loi de variabilité dont les effets restent les mêmes, dans quelque région du corps qu'il se produise.

Limité à son début, quand il se manifeste à l'extérieur, à une petite étendue de la peau, il a une grande tendance à se déplacer d'un point à un autre. Tout d'abord les malades s'aperçoivent un soir, en enlevant leurs chaussures, que le pourtour des malléoles est le siège d'une enflure pâle, peu douloureuse, qui disparaît dans le cours de la nuit sous l'influence de la position horizontale. Une autre fois les paupières sont notablement gonflées au réveil, au point de gêner la vue et d'occasionner une déformation de la partie supérieure de la face, qui n'échappera pas à l'entourage du malade. Ailleurs, l'œdème débutera par les bourses chez l'homme, par les grandes lèvres chez la femme, ou bien il occupera le côté de la face sur lequel le malade s'est couché pendant la nuit, le pourtour du coude, le grand trochanter. Dans tous ces cas l'œdème se déplace avec une grande facilité et disparaît aussi rapidement qu'il se montre.

Ces faits sont d'observation journalière. Or, ce qui se passe sous les yeux dans le cas d'œdème sous-cutané, se traduit à l'oreille par l'examen sthétoscopique, dans le cas particulier de l'œdème pulmonaire. Nous verrons de quelle façon les foyers d'auscultation s'étendent, se déplacent d'un jour à l'autre, disparaissent même pour reparaître le lendemain, dans un nouveau point de l'organe.

Il nous semble donc nécessaire de faire intervenir, dans la genèse de ces lésions mobiles et changeantes, un élément mobile et variable comme elles.

Sans doute ces œdèmes locaux affectent de préférence les points de l'économie où un tissu cellulaire lâche offre peu de résistance aux parois altérées des capillaires sanguins ; ou bien encore le liquide s'épanchera dans les cavités séreuses ; sans doute sa production soudaine ou sa disparition rapide peuvent être influencées par des variations de la diurèse, mais pour qu'il se montre en un point plutôt qu'en un autre, alors que le système artériel doit présenter à peu près partout les mêmes altérations, il nous semble qu'on doit donner raison à ceux qui admettent l'influence du système nerveux modifiant par l'intermédiaire des nerfs vaso-moteurs les conditions de la pression locale.

Pour résoudre le problème dans toute son étendue, il resterait encore à déterminer la cause qui fait agir cette influence vaso-motrice. Celle-ci dépend sans doute de l'altération du liquide sanguin, impuissant à entretenir la nutrition et le fonctionnement régulier des organes, et devenu ainsi l'agent de cette fonction neuro-motrice.

Enfin si nous cherchons quelles causes spéciales peuvent contribuer à la localisation pulmonaire de l'œdème albuminurique, nous ne pouvons qu'invoquer la richesse vasculaire de cet organe, arrosé par deux systèmes de vaisseaux, destinés les uns à la nutrition, les autres à la fonction ; sa structure, dans laquelle le tissu conjonctif qui sépare les lobules entre pour une large part, et enfin l'influence possible des agents extérieurs, à laquelle il est si facilement soumis par l'intermédiaire de l'air respiré.

GENÈSE DES INFLAMMATIONS ALBUMINURIQUES ET DE
INFLAMMATIONS PULMONAIRES

Les physiologistes ne sont pas d'accord aujourd'hui pour expliquer le processus qui préside au développement des lésions inflammatoires. Mais que l'on soit partisan de la théorie vasculaire de l'inflammation avec Le Bert, Robin, Marey et que l'on attribue avec ces auteurs le rôle prépondérant à l'état de contraction vasculaire, ou bien que l'on voie, avec Kuss et Virchow, le point de départ de la lésion dans les altérations cellulaires, on est obligé, dans un cas comme dans l'autre, de faire dépendre le travail morbide d'une impression irritante qui détermine les modifications qui le caractérisent.

C'est l'agent de cette impression irritante, dans les complications inflammatoires de l'albuminurie, et dans les complications pulmonaires en particulier que nous avons à déterminer.

Disons tout d'abord que la préexistence de l'œdème dans un certain nombre de cas constitue une circonstance très favorable au développement de l'inflammation. L'intégrité des viscères et des tissus est, en effet, indissolublement liée à leur état anatomique, et l'on comprend comment la sérosité interposée entre les mailles du tissu conjonctif et dans la trame des organes, peut altérer leur vitalité et créer une prédisposition singulièrement défavorable pour réagir contre l'influence de la moindre cause occasionnelle, sous l'action de laquelle ce qui n'était qu'une hydropisie deviendra rapidement une hydrophlegmasie, comme on disait autrefois (1).

(1) M. Rendu. Thèse d'agrégation.

Cependant, l'influence d'une cause extérieure n'est pas toujours saisissable et, pour le cas particulier des inflammations pulmonaires survenant chez des albuminuriques, nous ne sommes disposés à accorder au froid et aux agents extérieurs qu'une bien faible part, puisque, par le fait de la maladie préexistante, la complication inflammatoire n'est survenue dans le plus grand nombre des cas qu'au moment où le malade était déjà en traitement. D'ailleurs, de même que chez les rhumatisants, on n'invoque le froid qu'à titre de cause occasionnelle pour expliquer l'explosion des accidents chez un sujet déjà prédisposé ; de même chez les albuminuriques, il nous semble nécessaire d'admettre, pour expliquer la fréquence des lésions inflammatoires et de celles de l'appareil bronchio-pulmonaire en particulier, des causes prédisposantes d'ordre particulier, causes qui, dans un certain nombre de cas, ont paru suffisantes à elles seules pour produire le développement des accidents, puisque les sujets ont été atteints en dehors de toute influence extérieure.

Quel est donc l'agent de cette prédisposition constatée chez les albuminuriques pour un certain nombre de lésions inflammatoires, parmi lesquelles celles de l'appareil broncho-pulmonaire viennent au premier rang ?

Est-ce son élimination à la surface pulmonaire qui devient la cause de l'irritation ? Circule-t-il dans les organes avec le sang altéré ? S'épanche-t-il dans les mailles du tissu cellulaire avec l'œdème qui serait ainsi le point de départ du processus inflammatoire ? Quel est le principe nouveau qui dans le sang ou dans le sérum altéré produit l'impression irritante sur les fibres-cellules, les vaso-moteurs ou les éléments eux-mêmes des tissus ? Faut-il accuser l'urée en excès dans le sang des albuminuriques par suite de l'insuffisance de son élimination, ou le carbonate d'ammoniaque provenant de sa décomposition dans l'organisme? Toujours est-il que les variations de l'urée et même les cas où l'anurie devient presque complète ne semblent avoir qu'une influence secondaire sur la production des lésions inflammatoires. Personne n'a donc encore résolu cette question difficile et tout ce qu'on peut affirmer c'est l'impressionnabilité extrême des tissus aux influences extérieures et cet état d'imminence morbide, observé dans toutes les cachexies et dépendant sans doute en grande partie de la dénutrition profonde et de la déchéance vitale de nos organes.

Ce qui semble donner une grande possibilité à cette manière de voir, c'est la destinée ultérieure des inflammations albumineuses. Frappant des organes déjà souffrants et impuissants à réagir, elles ne sauraient avoir d'autre marche que celle des phlegmasies atteignant des constitutions affaiblies.

« Ce ne sont pas des phlegmasies franches que l'on observe dans le cours du mal de Bright, mais des inflammations bâtardes à évolution sourde, sans réaction fébrile bien prononcée. Insidieuses dans leur début, s'annonçant rarement par un frisson intense, elles accomplissent leurs diverses phases sans réveiller d'autres manifestations qu'un affaiblissement profond de l'organisme et une aggravation sensible de l'état général, mais les signes fonctionnels sont mal accusés et les signes locaux manquent de netteté (1). »

Aussi les phénomènes de désassimilation et de combustion organique qui caractérisent l'état fébrile, tombent-ils au minimum ; la température n'est jamais excessive et on a signalé la faible proportion d'urée que renferme l'u-

(1) M. Rendu. Thèse d'agrégation.

rine même en pleine phase des accidents phlegmasiques (1).

Nous verrons que les inflammations pulmonaires de
l'albuminurie présentent au plus haut degré les caractères
généraux que nous venons d'indiquer ; nous n'avons à
invoquer comme cause de leur fréquence que la richesse
vasculaire des organes de la respiration, leur fonctionnement actif, et enfin l'influence des causes extérieures ;
mais nous avons vu jusqu'à quel point on devait tenir
compte de ces dernières.

Il ne nous reste plus pour compléter ces notions pathogéniques, qu'a rechercher les causes qui président au développement des hémorrhagies albuminuriques dont les
hémorrhagies pulmonaires sont un des exemples les plus
fréquents, surtout si, outre l'apoplexie et les hémorrhagies pulmonaires véritables, on considère comme telles
les transsudations sanguines qui accompagnent le plus
souvent les lésions inflammatoires du poumon et qui
donnent lieu à la coloration toute spéciale des crachats.

Genêse des hémorrhagies.

Diverses circonstances pathogéniques ont été mises en
avant pour expliquer la genèse des hémorrhagies qui
surviennent au cours du mal de Bright, et parmi lesquelles
les hémorrhagies pulmonaires tiennent une place particulièrement importante pour nous, puisque leur fréquente
coexistence avec les lésions pulmonaires, qui font l'objet
de notre étude, contribue à donner à ces dernières leur
physionomie particulière.

Parmi ces causes hémorrhagipares, l'une des plus im-
portantes est l'altération des vaisseaux à laquelle nous

(1) Jaccoud. Clinique médicale, 1867.

avons déjà vu attribuer un rôle important dans la genèse des lésions hydropiques.

Debove et Letulle font de cette altération des vaisseaux l'une des expressions de la diathèse fibreuse qui, dans les cas de néphrite interstitielle, envahissent simultanément le tissu conjonctif interstitiel du rein, le cœur et les poumons.

Pour M. Rendu la lésion des vaisseaux se traduirait surtout par de l'endartérite. Charcot a rencontré des anévrysmes miliaires dans les artères de l'encéphale ; mais suivant Duguet, la dégénérescence athéromateuse interviendrait plus souvent que les anévrysmes miliaires dans les cas de néphrite interstitielle.

A côté de cette opinion qui place dans les lésions vasculaires la cause que nous cherchons, nous voyons d'autres auteurs attribuer un rôle prépondérant à l'altération du sang des albuminuriques. Gosselin et Albert Robin ont mis en cause la présence du carbonate d'ammoniaque dans le sang, en s'appuyant sur ce fait qu'ils ont pu produire des épistaxis chez les animaux, en leur injectant du carbonate d'ammoniaque dans les veines. Déjà Bright, Rayer, Pellegrino-Lœvi s'étaient demandé si les altérations du sang chez les albuminuriques, et surtout sa désalbumination et l'hypoglobulie n'étaient pas la principale cause des hémorrhagies. Le professeur Jaccoud, il est vrai, estime cette cause insuffisante pour produire la diathèse hémorrhagipare ; mais ainsi, qu'on l'a fait observer, il n'en est pas moins probable que cette cause, en s'ajoutant aux autres, doit favoriser leurs effets.

Enfin une troisième opinion, due à Traube, veut que ce soit l'accroissement de pression artérielle due à l'hypertrophie du ventricule gauche, qui prenne la part prépondérante dans la production de ces hémorrhagies.

Jonhson a un peu modifié cette théorie en affirmant que ce surcroît de pression artérielle, dû à l'hypertrophie du ventricule gauche et aux lésions artérielles, pourrait encore être augmenté d'une façon indirecte par ce fait que le sang altéré provoquerait un spasme de la tunique musculaire des vaisseaux; mais ce n'est là qu'une hypothèse aujourd'hui presque tombée dans l'oubli.

En dernier lieu, n'oublions pas de mentionner l'opinion de Gubler, qui a avancé, dans son article sur l'albuminurie du Dictionnaire encyclopédique, que si les hémorrhagies de cette nature étaient le plus souvent produites par l'état aplastique du sang, la friabilité des tissus, ou bien par la réunion de ces deux altérations, il y en a encore qui sont favorisées par les poussées congestives ou phlegmasiques, si fréquentes dans les maladies générales, car cette raison nous semble bien propre à expliquer ce qui se passe dans le cas particulier des inflammations broncho-pulmonaires.

En résumé, s'il est prudent de reconnaître qu'aucune des théories précédentes ne rend compte à elle seule des hémorrhagies qui surviennent dans tous les cas, l'altération du sang et celle des vaisseaux réunies à l'augmentation de la pression nous paraissent suffisantes pour expliquer les faits observés. Nous croyons aussi que, dans le cas particulier de l'hémorrhagie colorant les crachats dans les affections broncho-pulmonaires, la poussée phlegmasique peut bien jouer le rôle d'une cause prédisposante.

Maintenant que nous avons cherché les causes des lésions survenues par le fait de l'albuminurie, voyons si la forme de la lésion rénale n'a pas quelque influence sur la fréquence de leur développement et le genre de la lésion observée, toujours en nous plaçant plus particulièrement au point de vue des complications pulmonaires.

INFLUENÇE DE LA FORME DE LA LÉSION RÉNALE SUR LE GENRE DE LA LÉSION PULMONAIRE.

Les auteurs sont d'accord pour reconnaître que les complications pulmonaires sont rares dans les cas d'albuminurie passagère sans lésion concomitante des reins. Ils sont d'accord également pour reconnaître leur fréquence et leur multiplicité dans les cas de néphrite primitive ou consécutive, mais ils sont beaucoup moins explicites et beaucoup moins affirmatifs lorsqu'il s'agit d'établir les rapports de fréquence de chacune des complications pulmonaires en particulier avec les différentes formes de la lésion rénale.

« Il ne m'a pas semblé à propos, a écrit M. Lasègue, d'établir une distinction entre les espèces anatomiques, l'affection pulmonaire n'étant exclusivement afférente ni à aucune des espèces, ni à aucune des périodes de la maladie ».

Cette conclusion se trouve confirmée par tous les auteurs qui ont écrit sur les affections du rein.

L'œdéme pulmonaire se rencontre quelquefois dans le cours de la néphrite aiguë, mais seulement alors qu'il a déjà envahi le tissu cellulaire sous-cutané, les cavités séreuses, etc. Les complications inflammatoires, celles du poumon comme celles des autres organes, sont ici infiniment plus rares que dans les formes chroniques.

Dans la forme parenchymateuse chronique, les œdèmes viscéraux, et l'œdème pulmonaire en particulier, figurent au premier rang parmi les complications que citent les auteurs ; mais les inflammations, quoique moins fréquentes que les œdèmes, sont à leur tour citées dans presque tous les écrits.

Dans la forme interstitielle, l'ordre de fréquence semblerait inverse, et les inflammations figurent au premier rang, tandis que les hydropisies n'occupent plus que la seconde place et, de toutes les inflammations, celles des bronches et du poumon sont généralement citées comme les plus fréquentes. Mais c'est particulièrement dans cette forme que les hémorrhagies arrivent à leur maximum de fréquence. N'oublions pas toutefois que, pour M. Lasègue, dans presque tous les cas d'inflammation broncho-pulmonaire, les crachats sont colorés par du sang.

Il était facile d'ailleurs de pressentir ce résultat d'après les données pathogéniques que nous avons essayé d'établir.

Pour ce qui est de l'œdème pulmonaire en particulier, il est facile de nous reporter à ce que nous avons dit des causes de l'œdème albuminurique en général, de voir les raisons pour lesquelles il peut survenir dans chacune des formes du mal de Bright. Car si c'est dans les cas de néphrite aiguë que l'on observe ces cas d'anurie presque complète qui portent la rétention aqueuse du sang au maximum, c'est le plus souvent dans les cas de néphrite parenchymateuse chronique que l'insuffisance cardiaque se produit, et c'est là la principale cause de la genèse des œdèmes hypostatiques du poumon. C'est également dans toutes les formes de la néphrite chronique que la cachexie, produite par les pertes quotidiennes et longtemps soutenues d'albumine, arrive à son apogée, et c'est plus spécialement dans la forme interstitielle que l'altération vasculaire devient la règle.

Rien donc d'étonnant à ce que l'œdème pulmonaire se produise dans toutes les formes du mal de Bright, et on a même vu, sans doute sous l'influence d'une perturbation vaso-motrice généralisée produite par un refroidissement brusque, l'œdème sous-cutané et pulmonaire se produire d'émblée, précédant de quelques jours la sécrétion d'albumine par les reins (1).

Nous savons de même qu'au cours des lésions rénales, les causes prédisposantes spéciales des lésions inflammatoires résident dans l'altération profonde du sang et des tissus, et cet état de cachexie, produit par l'hypoalbuminose du sang, et la rétention dans ce liquide des produits excrémentitiels de l'organisme.

Nous pouvions donc en conclure que les inflammations albuminuriques sont particulièrement fréquentes dans les cas où ces altérations sont le plus accentuées, ce qui est incontestablement le fait des formes chroniques, où les pertes d'albumine et la rétention de l'urée ont depuis longtemps appauvri l'organisme; et nous venons de voir que pour les inflammations pulmonaires en particulier, ce sont les formes chroniques qui fournissent le plus de cas.

Enfin les conditions qui déterminent les hémorrhagies se trouvant plus spécialement dans la forme interstitielle, il fallait en conclure que les hémorrhagies sont plus fréquentes dans ces formes de néphrite. Le fait est peut-être vrai pour l'hémorrhagie cérébrale, les épitaxis et les hémorrhagies pulmonaires elles-mêmes, mais pour ce qui est de la coloration sanguine des crachats broncho-pulmonaires, nous avons attribué dans leur production un rôle actif à la poussée congestive concomitante, d'où leur fréquence dans tous les états bronchio-pulmonaires.

(1) Gubler. Art. Albuminurie, Dict. encycl.

ÉTUDE CLINIQUE DES COMPLICATIONS PULMONAIRES DE
L'ALBUMINURIE.

Au point de vue clinique, M. Lasègue a fait, nous l'avons dit, des complications pulmonaires de l'albuminurie, une même famille reconnaissable à certains caractères généraux, qui consistent dans la mobilité de ces lésions, leurs localisations plus exactement circonscrites que celles des lésions pulmonaires ordinaires, la coloration sanguine toute spéciale des crachats qui existe dans la plupart des cas, et enfin la fréquence de cette dyspnée exacerbante sur laquelle nous aurons l'occasion de revenir.

Cependant chacune d'elles, l'œdème, la bronchite, la broncho-pneumonie, présente une physionomie spéciale, que nous allons nous efforcer de déterminer.

Œdème pulmonaire.

Constitué au point de vue anatomique par l'infiltration séreuse du tissu pulmonaire et la présence de sérosité dans les cavités lobulaires, l'œdème pulmonaire se traduit habituellement par certains signes cliniques qui sont de la submatité et des râles sous-crépitants d'une grande finesse, limités comme la submatité à la région pulmonaire envahie, et enfin par une expectoration séreuse d'abondance variable.

L'œdème pulmonaire albuminurique présente bien les signes précédents, mais il se distingue par sa localisation en foyers circonscrits se montrant indifféremment dans tous les points de l'organe. C'est cette lésion qui

présente, au plus haut degré, les caractères de mobilité
des lésions bronchio-pulmonaires d'origine albuminurique ; les crachats peuvent avoir la coloration sanguine
dont nous avons parlé, mais elle est beaucoup moins fréquente que dans les cas de bronchite et de broncho-pneumonie. En revanche, la dyspnée exacerbante qui se produit dans un grand nombre de cas attire bien davantage
l'attention à cause de la disproportion de la lésion pulmonaire et de la gêne de la respiration. ·

Quelques-uns de ces caractères sont déjà signalés dans
la thèse de Deckher, inspirée par M. Lasègue en 1872,
mais c'est à M. Lasègue lui-même qu'il appartient d'avoir
établi d'une façon magistrale toutes les particularités
symptomatiques de l'œdème et des autres complications
pulmonaires de l'albuminurie, dans les Archives générales de médecine de 1879.

Voici comment il s'exprime au sujet de l'œdème :

« La forme la plus commune et la plus simple et
celle à laquelle on a donné le nom d'œdème pulmonaire,
en tenant plus de compte de l'auscultation que de l'évolution de la maladie.

« L'albuminurique est mis en éveil par des accès de
dyspnée sur lesquels j'aurai à revenir. Il tousse peu souvent ; même il ne tousse pas en dehors des crises plus
ou moins éloignées, mais il est assez incommodé pour
demander une assistance médicale.

« A l'examen sthétoscopique on trouve, lorsqu'on
est appelé pendant l'accès, une respiration ample, pénétrante, dans la presque totalité de la poitrine ; la sonorité semble normale, la fréquence des inspirations n'est
pas augmentée ; dans un ou plusieurs points, qu'il faut
quelquefois rechercher soigneusement, on entend des
râles sous-crépitants sans souffle, agglomérés de manière

à constituer des foyers ; la voix a sa résonnance normale et la toux ne modifie pas l'auscultation. Il faut presque un excès de recherche pour découvrir une atténuation de sonorité aux points qui correspondent au maximum des râles.

« Si l'on étudie isolément ces foyers, voici ce que l'auscultation enseigne :

« Râles crépitants fins, très agminés au centre, décroissant à mesure qu'on se rapproche de la périphérie du foyer, soit qu'ils deviennent moins nombreux, soit qu'ils semblent plus lointains. A la zone extrême, affaiblissement du murmure de la respiration sans bruits adventices.

« Ces foyers n'ont pas de siège fixe ; ils se produisent tantôt dans la portion supérieure, tantôt à la base du poumon. Où qu'ils soient, ils n'occupent jamais un lobe entier. Dans les portions saines de la poitrine, tout au plus rencontre-t-on quelques ronchus variables, sans importance diagnostique. Il n'existe pas d'affection pulmonaire ou bronchique semblable à celle que je viens d'esquisser. L'œdème qui accompagne les affections mitrales est hypostatique, et par conséquent décroissant de la base au sommet. L'évolution de l'œdème, sa transformation en bronchite et même en broncho-pneumonie dans les cas graves, indique bien qu'il ne s'agit pas d'une simple infiltration séreuse. L'expulsion de crachats sanguinolents rare, mais possible, témoigne également d'une atteinte profonde du poumon.

« Les foyers relevés par l'auscultation sont tantôt très restreints, occupant à peine quelques centimètres, tantôt plus étalés, de forme irrégulière, envoyant des prolongements et persistant pendant un temps variable.

« Les malades accusent une dyspnée intolérable, la gêne

de la respiration est plutôt, on me passera le mot, cardiaque que pulmonaire, elle s'exagère par accès spontanés, et ne s'accroît pas par le mouvement. Plus commune la nuit que le jour, elle rend le séjour au lit, et la position horizontale intolérable. Ceux qui ont assisté à des crises solennelles ne sauraient mieux les comparer qu'aux attaques pseudo-asthmatiques des individus affectés d'insuffisance sigmoïde. Chez les uns comme chez les autres, la crise est surtout nocturne ; elle dure des heures avec des rémissions, laissant à sa suite une respiration à peu près libre. Enfin vers le matin si l'attaque a été nocturne, le malade s'endort et se réveille calme, sauf la préoccupation de la nuit à venir. Cet état d'angoisse par accès présente des degrés depuis la simple gêne incommode jusqu'à la suffocation tenace et terrible. Il n'est jamais continu bien que la lésion pulmonaire affirmée par l'auscultation subsiste. Il peut se prolonger, disparaître, comme je l'ai dit, et revenir sans causes connues. Il n'est en rapport ni avec la quantité des urines rendues, ni avec celle de l'albumine excrétée, il ne provoque pas de fièvre. »

Les caractères cliniques de cet œdème nous semblent bien d'accord avec ce que nous avons dit de son mode pathogénique ; la mobilité, la localisation en foyers, la coloration sanguine possible des crachats ont leur raison d'être, mais ce qui reste inexpliqué c'est l'existence dans un grand nombre de cas de cette dyspnée exacerbante, si peu en rapport, lorsqu'il ne s'agit que d'un œdème pulmonaire localisé, avec le degré et l'étendue de la lésion.

N'y a-t-il pas lieu de faire dans la production de ce symptôme la part de ce que l'on a appelé l'urémie dyspnéique, cette manifestation spéciale de l'empoisonnement urémique qui peut atteindre la respiration en dehors de toute lésion pulmonaire?

La lésion pulmonaire est un fait dans le cas qui nous occupe; mais, nous le répétons, la gêne mécanique apportée par elle à la circulation pulmonaire est loin d'être en rapport avec l'intensité de la dyspnée et ne saurait expliquer ses redoublements par accès. Comme le dit M. Lasègue, lorsqu'il s'agit d'une affection oppressive à l'excès, où l'étouffement éclate par crises, où il disparaît bien que les altérations apparentes persistent au même degré, où la crise essentiellement nocturne se dissipe d'elle-même au petit jour, il est impossible de méconnaître le rôle afférent à l'influence nerveuse; par contre, la présence d'une plaque de râles crépitants semi-humides ne permet plus d'expliquer la dyspnée par une paralysie ou par un spasme, la part proportionnelle des deux éléments reste indéterminée.

Aussi sommes-nous autorisés à croire que dans un certain nombre de cas la dyspnée est le produit de deux facteurs, la lésion pulmonaire d'une part, l'urémie dyspnéique de l'autre.

Or comme les accidents urémiques paraissent influencés par les variations de la quantité d'urine et la rétention dans le sang de l'urée et des produits excrémentitiéls, la dyspnée urémique est généralement considérée comme se produisant plus spécialement dans les cas où cette rétention arrive à son maximum.

Cette relation n'existe pas dans les cas qui nous occupent, et on est ainsi conduit à se demander si la lésion préexistante du poumon n'a pas quelque influence sur le développement des accidents.

Dans ces dernières années en effet on a recherché les causes de la forme asthmatique de la dyspnée urémique dans les modifications de la circulation pulmonaire (1).

D'après M. Potain, quand une partie de l'urée retenue dans le sang s'est transformée en carbonate d'ammoniaque, le passage du liquide à travers les capillaires se fait bien plus lentement. La circulation pulmonaire se trouve donc ralentie. D'un autre côté le sang altéré ne fournira à cet organe que des globules avariés, d'où une double cause d'ischémie pulmonaire. Or comme ce sont les globules sanguins qui fournissent l'oxygène nécessaire à la respiration, cette fonction se trouvera nécessairement atteinte.

Un nouvel élément s'ajouterait aux précédents pour expliquer l'accès de dyspnée urémique. D'après M. le professeur Potain et Cuffer, ce nouvel élément serait le spasme vasculaire déterminé par la viciation préalable du sang par les matières extractives de l'urine. C'est par le spasme vasculaire des vaisseaux du poumon que Cuffer explique ces accès soudains de dyspnée urémique au début de l'affection rénale suite de refroidissement.

Or si telle est la genèse de la dyspnée urémique, n'est-on pas autorisé à penser que la moindre lésion pulmonaire, en diminuant le champ de l'hématose, favorisera l'explosion des accidents, et l'on comprendrait ainsi la fréquence de ces crises dyspnéiques exacerbantes dans toutes les complications pulmonaires de l'albuminurie.

La dyspnée exacerbante est, nous l'avons dit, un fait commun, mais il y a d'autres éventualités plus rares qui méritent d'attirer notre attention.

Notons d'abord que la localisation possible du foyer de râles sous-crépitants au sommet du poumon peut induire en erreur et faire croire à une lésion spécifique de ce même sommet; mais l'erreur serait bien vite dissipée par la mobilité ou la disparition des signes observés.

(1) Thèse de M. Perrineau, 1879.

D'ailleurs la présence de l'albumine dans les urines doit éveiller l'attention. Cependant il ne faudrait pas commettre une erreur inverse, et prendre pour un œdème albuminurique les signes d'une véritable lésion du sommet, dans les cas assez fréquents d'albuminurie chez les tuberculeux.

Une des raisons pour lesquelles les véritables caractères de l'œdème albuminurique avaient longtemps échappé aux observateurs, c'est encore ce fait qu'à l'histoire des lésions rénales se rattache si souvent celle de ces complications cardiaques entraînant à leur tour tous ces œdèmes passifs de la base des poumons, qui ne diffèrent en rien des œdèmes pulmonaires, complications habituelles des maladies du cœur.

L'auscultation de cet organe, l'étendue plus considérable de l'œdème, sa fixité plus grande, son siège à la base du poumon, en font reconnaître la véritable origine.

Le tableau clinique peut aussi être compliqué par la possibilité d'une attaque d'asystolie. C'est encore l'examen du cœur et l'exageration des phénomènes sous l'influence du moindre effort qui éclairent le diagnostic.

Enfin, il y a plus, les caractères fournis par la mobilité et les localisations de la complication albuminurique ont une telle importance qu'ils permettent à un œil exercé de faire la part de chacune des affections concomitantes dans les cas morbides les plus complexes.

M. Lasègue pour faire cette démonstration a publié dans son travail plusieurs observations dont la discussion lui a permis de faire cette analyse difficile.

Nous nous contenterons de résumer ici une observation empruntée à la thèse de Deckher qui est un des cas de néphrite chronique, se terminant par la mort, alors que l'auscultation dénotait l'existence de deux foyers d'œdème

pulmonaire, dont l'autopsie permit de vérifier l'existence
et d'examiner les particularités anatomiques.

Observation I, empruntée à la thèse de Deckher.

Lefort (Jules), soldat au 4° régiment provisoire, 25 ans.

Entre le 10 mars 1872 au Val-de-Grâce pour des troubles vi-
suels. Il est malade depuis le mois de janvier 1871. Les bourses
gonflèrent alors beaucoup, ainsi que ses jambes et ses pieds. Le
gonflement disparut au bout de deux ou trois jours, puis revint
un mois plus tard, le malade était alors captif en Prusse.

A son retour en France, les mêmes phénomènes se reproduisi-
rent mais avec plus d'intensité. En décembre 1871 et janvier 1872,
la vue se trouble et il ne peut plus écrire, les urines étaient plus
fréquentes qu'à l'ordinaire, puisque le malade était obligé de se
lever deux ou trois fois par nuit.

Vers la même époque, la respiration s'embarrassa, le malade
fut pris d'une expectoration abondante, accompagnée d'une toux
fréquente. Le 8 février, il entre au Gros-Caillou pour cécité complète, en même temps le gonflement des extrémités est tel qu'i
peut à peine mettre un pantalon d'hôpital.

20 février. Attaques de convulsions durant un jour et une nuit,
au nombre de 11 pendant ce laps de temps, et durant environ un
quart d'heure chacune. A la suite, coma de deux jours, puis le
malade reste pendant cinq jours privé de la vue. Elle redevient
alors meilleure qu'avant les attaques, le gonflement des extrémités
disparaît peu à peu et bientôt l'œdème ne persiste qu'aux cuisses
et aux bourses, les symptômes thoraciques ont disparu.

Avril. Le malade est pris depuis quelques jours de dyspnée
même lorsqu'il reste au lit; il tousse modérément; submatité à la
base des deux poumons, surtout en arrière, on entend à cet endroit
des râles humides à grosses bulles et on ne perçoit plus le murmure vésiculaire.

En avant et à gauche, vers le tiers supérieur de la poitrine, on a
sous l'oreille une bouffée de râles sous-crépitants fins, ces râles
s'entendent dans un espace très circonscrit.

Ils augmentent pendant deux jours puis disparaissent dans le
même espace de temps en s'étendant un peu.

En arrière et à droite, on perçoit à peu près les mêmes phénomènes au niveau de l'angle de l'omoplate; l'apyrexie est complète.

Mai. Ces râles apparaissent et disparaissent alternativement dans plusieurs foyers, la toux augmente ainsi que la dyspnée, le malade a des accès de suffocation, l'expectoration est abondante, parfois les crachats sont mêlés de sang, il y a même de véritables hémoptysies.

Enfin, l'affaiblissement devient de plus en plus considérable, une diarrhée incoercible survient et le malade meurt dans un accès de suffocation.

Autopsie. — Reins profondément altérés, pas de traces de tubercules dans les poumons, ils sont gorgés de sang par places et infiltrés de sérosité qui sort mélangée à l'air lorsqu'on en comprime une tranche entre les doigts. Aucune trace d'hépatisation ; un peu de sérosité et quelques fausses membranes dans les plèvres ; le cœur est sain.

La localisation de l'œdème en foyers, sa mobilité apparaissent donc dans cette observation, telles que nous les avons décrites, les crachats ont été colorés par du sang et il y eut de la dyspnée, sans qu'on puisse affirmer qu'il s'agit bien là de la dyspnée exacerbante décrite par M. Lasègue, mais cette observation est surtout particulièrement importante en ce qu'on a pu constater à l'autopsie les lésions de l'œdème pulmonaire albuminurique, fait très rare, à cause du peu de gravité que présente habituellement la lésion.

Bronchite.

Nous avons vu que la lésion caractéristique qui constitue l'œdème pulmonaire, consiste dans l'infiltration séreuse de cet organe, et nous savons que dans les cas particuliers de l'œdème albuminurique, il existe certaines particularités qui ont bien leur importance. En passant à l'étude de la bronchite albuminurique, nous allons voir que dans la forme morbide que l'on a décrite sous ce nom, les symptômes conservent une certaine analogie avec ceux que nous avons signalés dans le cas précédent.

Dans la bronchite cependant, la lésion inflammatoire de la muqueuse des bronches est devenue certaine, ainsi que le prouve une expectoration devenue muqueuse ou muco-purulente, mais cette lésion bien que généralement

Le Maux.   3

plus étendue, reste topographiquement limitée à une partie de l'organe ainsi que le prouvent les signes physiques observés ; et, bien que plus fixe que dans le cas précédent, elle conserve encore une certaine mobilité les râles sous-crépitants ont conservé une finesse plus grande que ceux de la bronchite ordinaire, les crachats, sont presque toujours colorés par du sang, et enfin la dyspnée que nous avons décrite est encore très fréquente bien que moins remarquée, puisqu'elle est ici plus en rapport avec le degré et l'étendue de la lésion.

Il y a donc au point de vue clinique, entre ces deux formes morbides des liens de parenté qui peuvent autoriser dans une certaine mesure à penser que, dans quelques cas du moins, la première de ces lésions a été le point de départ de la seconde et en a déterminé la localisation dans la partie du poumon envahie par elle. Le peu de gravité ordinaire de ces affections, affirmé par M. Lasègue et par contre la rareté des autopsies ne permettent pas d'affirmer la coéxistence habituelle des deux lésions, mais l'étude de leurs particularités cliniques est un argument en faveur de cette hypothèse.

L'analogie des symptômes dans ces deux formes morbides n'a été bien établie que depuis M. Lasègue ; cependant quelques-unes des particularifés cliniques de la bronchite albuminurique avaient déjà frappé les observateurs et surtout l'importance et la fréquence des phénomènes dyspnéiques.

Voici comment s'exprimait M. Jaccoud dans ses leçons de clinique médicale en 1867.

« La muqueuse respiratoire n'échappe pas à l'action morbigène du sang, le catarrhe bronchique se développe lentement, il produit une expectoration abondante, et cette détermination morbide ajoute beaucoup au malaise

du patient qu'elle condamne à une oppression continuelle.
On a dit que la dyspnée de ce catarrhe bronchique est
toujours continue, et qu'elle ne présente pas des paroxysmes, à moins qu'il n'y ait quelque complication cardiaque,
c'est là une proposition qu'infirme l'observation de notre
malade. Son cœur est parfaitement intact et cependant il
éprouve de temps en temps, surtout vers le soir, un accès
d'étouffement dont la violence et le peu de durée tranchent
nettement sur son oppression habituelle. »

Cette dyspnée a aussi particulièrement frappé Rosenstein, puisqu'elle l'a conduit à la confondre avec la dyspnée
urémique.

« Le catarrhe bronchique, dit-il, peut occuper une place
si importante dans le tableau morbide qu'à un examen
superficiel on peut passer à coté de la maladie principale
sans s'en apercevoir ; il est accompagné d'une expectoration abondante. La dyspnée qui survient notamment
sans exacerbation aiguë est le plus souvent hors de proportion avec l'étendue du catarrhe. Parfois cette dyspnée
apparaît très souvent, même sans qu'il y ait de signes physiques apparents d'une lésion des organes thoraciques, de
sorte que certains auteurs vont jusqu'à distinguer un
asthme urémique et ils désignent sous ce nom la dyspnée
qui dans le mal de Bright se présente sous forme d'accès.

La fréquence et l'importance de la dyspnée n'avaient
donc pas échappé aux précédents observateurs, mais c'est
à M. Lasègue que revient encore le mérite d'avoir établi
les autres caractères de la bronchite albuminurique et
d'avoir fait connaître cette forme morbide sous son véritable jour.

« La bronchite, écrit-il, ou du moins le malaise auquel
on a donné ce nom, se déclare subitement, sans passer

jamais par les intermédiaires qui préparent les bronchites catarrhales.

Du premier coup elle a pris à peu près l'intensité qu'elle conservera pendant toute sa durée. C'est déjà une condition tellement exceptionnelle qu'elle avertit d'un cas singulier. Le malade souffre d'une dyspnée qui rappelle trop cruellement celle que j'ai longuement décrite pour qu'il y ait lieu d'y revenir. L'oppression indépendante de l'exercice est surtout nocturne et a peut-être moins d'acuité, elle est tolérable dans certains cas, toujours intermittente, mais comme le malaise général est plus grand, comme la dyspnée n'est plus le seul accident pénible, elle cesse d'être l'objet unique du malade.

A l'auscultation on rencontre avec l'immunité de presque toute la poitrine, des foyers plus ou moins étendus de forme irrégulière, assez exactement circonscrits et où se perçoivent des râles crépitants; il n'existe ni souffle, ni retentissement de la voix, ni matité vraie.

La respiration en dehors des foyers n'est pas, ou n'est que par exception complémentaire. Au premier jour et au premier accès de la maladie, les râles crépitants demi-fins très rapprochés constituent le seul signe sthétoscopique, et à mesure que l'attaque se prolonge il survient quelques râles plus humides; les bulles crépitantes se distancent, elles deviennent à la fois plus rares et moins fines jusqu'à ce qu'elles disparaissent complètement.

La lésion, contrairement à ce qui s'observait dans l'espèce précédente, n'a pas de maximum central; elle est en plaques aussi accusées sur les bords qu'au milieu. La zône périphérique fournit quelquefois des râles disséminés, le plus souvent elle est muette, ou moins pénétrée par la respiration.

La toux constante à quintes éloignées, s'exagère durant

les accès d'oppression ; elle provoque l'expulsion de crachats, tantôt muqueux, tantôt muco-purulents, aérés, d'abondance variable. Ces crachats, et c'est leur caractère distinctif, sont mélangés de sang diffus et les colorant en masse, disposés sous forme de filaments et de grumeaux noirâtres. L'expectoration sanguinolente continue au moins pendant toute la durée de l'attaque, plus ou moins colorée, cessant par intervalles pour se renouveler ensuite. Tant qu'elle existe, on peut affirmer que la crise n'est pas finie ; la diminution du dépôt sanguin est un signe favorable.

L'affection pulmonaire caractérisée à la fois par l'oppression, les crachats, les signes sthétoscopiques, sans être absolument fixée est moins mobile topographiquement que l'espèce précédente.

Il est rare que chaque foyer ne se maintienne pas *in statu*, pendant plus d'une semaine et même au delà. A la période de déclin, très courte, les trois ordres de symptômes s'amendent à la fois, jusqu'à ce qu'ils finissent par disparaître complètement. On voit des râles sibilants et ronflants apparaître pendant la période de décroissance. La durée moyenne est d'un mois ; l'étendue de la lésion ne donne aucunement la mesure de la dyspnée. Quand un foyer se montre, l'autre tend à s'éteindre. »

Ainsi donc l'existence de la dyspnée caractérisée par une oppression continuelle, avec paroxysmes intermittents, a pour elle l'opinion de Jaccoud, de Rosenstein, de Lasègue. Deckher dans la deuxième observation de sa thèse en rapporte un cas manifeste. Il s'agit d'une observation de néphrite chronique, dans laquelle les symptômes pulmonaires se sont produits à plusieurs reprises par de la toux et de la dyspnée. Ces phénomènes dominent encore la situation à l'entrée de la malade à l'hôpital et leur mobilité est démontrée par une disparition progressive et l'absence de bronchite à l'autopsie de la malade qui meurt subitement avec un épanchement pleurétique. Il y a les mêmes caractères dans les observations de M. Lasègue avec la coloration sanguine spéciale des crachats.

Nous n'avons pas besoin d'ajouter que la bronchite comme l'œdème peut exister en même temps que les affections pulmonaires et cardiaques qui viennent compliquer le tableau clinique, et que sa véritable origine n'est décelée alors que par l'albuminurie et les particularités symptomatiques que nous venons d'exposer.

Nous nous bornerons à résumer ici un cas type de bronchite albuminurique emprunté au travail de M. Lasègue.

OBSERVATION II. — Bronchite albuminurique simple.

Il s'agit d'un homme de 22 ans, entré salle Saint-Paul, le 13 mars 1876.

Il y a cinq mois environ, vers novembre 1875, le malade constata un œdème persistant d'abord du cou-de-pied et peu après de la jambe droite. Le membre inférieur gauche ne tarda pas à être envahi.

L'œdème gagna les cuisses, le scrotum, la verge, les parois abdominales s'étendant jusqu'à la face.

La santé générale n'avait pas été troublée et c'est l'enflure devenue très incommode qui amenait le malade à l'hôpital.

Les urines abondantes renfermaient une quantité d'albumine variant de 3 à 4 gr. par litre.

Le cœur d'un volume normal présentait un dédoublement intermittent du premier bruit à la base. Respiration facile, moins pénétrante à la base des deux poumons, s'accompagnant de quelques ronchus sous-crépitants rares avec une diminution de la sonorité thoracique.

Au 16 mars, l'œdème semble avoir diminué sous l'influence des drastiques: les urines restent copieuses, renferment la même quantité d'albumine; sauf deux épistaxis, la santé générale se maintient.

Dans la nuit du 16 au 17 éclate une crise de dyspnée terrible, se prolongeant jusqu'à cinq heures du matin. Le malade ne peut garder le lit, il se lève, marche, s'assied, sans trouver une posture qui le soulage; quelques quintes de toux se produisent et donnent lieu à l'expulsion de crachats muqueux, rares, teintés de sang ou plutôt entremêlés de stries sanguinolentes.

A la visite, la respiration est redevenue libre, sans anxiété et sans fréquence.

L'auscultation dénote à droite une expiration sonore surtout en arrière et à la base, ne dépassant pas les proportions des respirations complémentaires; à gauche, dans la fosse sous-clavière, dans les fosses axillaire et sous-épineuse, râles crépitants, secs, fins, sans souffle sous-jacent, s'exagérant par bouffées. Au pourtour de ce foyer, le murmure respiratoire est presque éteint.

Le cœur est resté étranger à la crise, il bat 76; les urines sont descendues à 800 gr., l'œdème n'a pas varié.

Le 18. La dyspnée s'est reproduite pendant la nuit avec une égale violence et sous la même forme ordinaire. L'expectoration muqueuse est un peu plus mêlée de sang.

Le 19. Oppression revenant encore presque à la même heure de la nuit, mais sensiblement moindre; l'expectoration conserve les mêmes caractères.

Les nuits du 22 mars au 5 avril se passent sans nouveaux accès de suffocation. La partie inférieure du poumon respire normalement, bien que la respiration fût insuffisante au début; les râles sous-crépitants occupent une moindre étendue, ils sont devenus plus fins, plus irréguliers, l'expectoration cesse à peu près d'être sanguinolente et finit par ne plus avoir lieu.

Au 25 mars, l'auscultation est devenue négative, mais l'œdème général ne s'est pas amendé. La quantité d'urine et celle de l'albumine sont stationnaires.

Pendant la nuit du 5 avril, le malade est repris d'une dyspnée qui se continue pendant près de dix heures et disparaît encore le matin. Toux très fréquente, quinteuse, expulsion de crachats teintés de sang ou parsemés de stries sanguinolentes.

La fosse sous-clavière droite est le siège de râles crépitants, fins, très agminés, faisant explosion à la fin de l'inspiration et descendant en avant jusqu'à la base du poumon. A gauche, mêmes phénomènes moins étendus. En arrière, râles muqueux et sibilants accidentels.

La nuit suivante, l'accès se répète sans variations.

Du 9 avril au 1er mai, la dyspnée va décroissant jusqu'à ce qu'elle disparaisse entièrement; les râles deviennent moins distincts et rares, ils ne s'accumulent plus par foyers fixes et se dispersent dans les lobes supérieurs. Dans les derniers jours, on constate pour la première fois des ronchus sibilants gros, sonores, auxquels on peut donner le nom de râles de retour. L'expectoration peu abondante n'est pas toujours exempte de filets sanguins.

Le malade profite de cette rémission pour quitter l'hôpital.

PNEUMONIE ALBUMINURIQUE.

Il nous reste à étudier la dernière complication pulmonaire, la pneumonie ou mieux la broncho-pneumonie albuminurique.

L'étude clinique de cette affection va nous démontrer en effet qu'elle s'éloigne de la pneumomie franche, pour se rapprocher de ces broncho-pneumonies secondaires dans lesquelles le processus phlegmasique s'est bien étendu aux lobules et aux alvéoles, mais sans aboutir à l'exsudat fibrineux véritable.

Un fait qui pourrait induire en erreur et faire croire à l'existence de la pneumonie franche comme complication de l'albuminurie, c'est la fréquence des cas dans lesquels l'inflammation primitive du poumon s'accompagne d'une albuminurie passagère, car la présence de l'albumine dans les urines n'est ici que secondaire, et ne saurait modifier la marche de la maladie primitive. De nombreuses observations de ce genre ont été citées dans la thèse de M. Deroye en 1876, et l'albuminurie transitoire est aujourd'hui regardée par tous les auteurs, comme une complication fréquente de la pneumonie franche.

Il n'en est pas moins vrai qu'un grand nombre d'auteurs font de la pneumonie albuminurique une affection dont les symptômes ne diffèrent en rien de ceux de la pneumonie commune.

Cependant, M. le professeur Jaccoud, tout en se rangéant à cette opinion, a démontré que lorsque la lésion rénale est le fait primordial, la complication pulmonaire se distingue par deux particularités qui sont, les caractères de l'urine, différant complètement de ceux de la pneumonie commune et le peu de tendance de la lésion à passer à l'état chronique.

Les modifications de l'urine tiennent sans doute à l'altération du rein, et si les produits d'excrétion restent, à peu de chose près, ce qu'ils étaient devenus par le fait de cette altération, c'est peut-être qu'ils sont retenus presque en totalité dans la masse du sang malgré leur augmentation par le fait de la combustion fébrile. Notons en passant, qu'il y a encore là une cause prédisposante pour la production des accidents urémiques.

Quoi qu'il en soit, la densité de l'urine dans ces cas, reste toujours au-dessous de la normale, malgré le peu d'abondance de la sécrétion; l'urée conserve le minimum qui caractérise la période ultime de la néphrite, tandis que les chlorures sont à peine diminués.

« Parmi ces caractères, dit M. Jaccoud qui a spécialement étudié cette question, il en est toujours un qui est facilement appréciable, c'est l'abaissement de la pesanteur spécifique. Or, l'accroissement de densité est tellement commun dans la pneumonie franche, que la constatation d'une urine moins pesante que la normale, dans le cours d'une inflammation pulmonaire, doit faire soupçonner la maladie de Bright jusqu'alors latente. L'appréciation de la densité de l'urine est beaucoup plus certaine dans l'espèce que celle qui se fonderait uniquement sur la présence de l'albumine. Si, à l'examen de la densité on ajoute le dosage de l'urée et des chlorures, on arrive par l'analyse chimique à un diagnostic certain que confirmera la présence de l'albumine. »

Mais ces modifications de l'urine ne sont pas la seule particularité que présente la pneumonie albuminurique. M. Jaccoud affirme encore son peu de tendance à passer à l'état chronique, tandis qu'elle se terminerait au contraire facilement par suppuration et gangrène du poumon. De plus, pour M. Lasègue elle serait la plupart du temps précédée par une bronchite généralisée et se localise dans un des foyers occupés par cette lésion. Les crachats ont encore la coloration sanguine que nous avons signalée, mais l'inflammation du tissu pulmonaire est dénoncée par l'existence de la fièvre et l'apparition des signes physiques qui traduisent les broncho-pneumonies secondaires. Enfin la dyspnée présente encore des accès paroxystiques.

Voici du reste le tableau qu'en trace M. Lasègue :

« Cette forme, dit-il, débute comme les précédentes, *ino ictu*, et la transformation s'opère au bout de peu de semaines, soit par une graduation plus ou moins lente, soit après un court espace de temps. La fièvre se manifeste et marque le passage.

L'auscultation présente quelques particularités à signaler. Il est presque de règle qu'une bronchite généralisée et du type commun précède la broncho-pneumonie qui va se localiser dans un des foyers de râles sous-crépitants.

Cette bronchite initiale dure peu, mais le seul fait de sa survenance mérite considération ; elle disparaît complètement ou reparaît à diverses reprises semblant chaque fois l'indice d'une nouvelle poussée inflammatoire. L'oppression devient plus continue bien qu'elle redouble par accès ; la toux est plus fréquente et plus conforme au type des bronchites aiguës ; l'expectoration est abondante parfois profuse et, comme signe pathognomonique, sanguinolente à la manière que j'ai indiquée. L'auscultation donne les bruits accoutumés, souvent assez confus, qui accompagnent les broncho-pneumonies limitées à leur période aiguë, seulement on continue à percevoir au-dessous des râles muqueux ou des gargouillements indistincts, une couche de râles crépitants qui subsistent et qu'on discerne quand ils ne sont pas couverts par des ronchus trop sonores.

La marche de la maladie est tellement semblable à celle des broncho-pneumonies, affections secondaires, survenant sur un fond déjà altéré, que je crois sans profit d'en retracer une longue et exacte description. Les particularités qu'on ne doit pas perdre de vue, consistent dans la persistance des râles sous-crépitants et dans la composition des crachats mêlés de sang. Je ne crois pas qu'il existe un cas de broncho-pneumonie avec cette expectoration sanguine toute différente de celle de la pneumonie, n'aboutissant jamais à des hémoptysies profuses, se poursuivant sans variation de coloration et se continuant juste le temps de la maladie. Cette broncho-pneumonie a le bénéfice des bronchites albuminuriques et sa tendance est de tourner à bien après une période presque déterminée. La destruction caséeuse, la pire espèce, n'est pas son fait, et quelque peu de confiance qu'inspirent les antagonismes en médecine, il est certain que l'albuminurique n'apporte de prédisposition ni à la tuberculose, ni à la caséification pulmonaire. »

Nous reproduisons ici l'observation qui nous a donné l'idée de ce travail, et qui nous paraît conforme au type que nous venons d'esquisser.

OBSERVATION III. — Broncho-pneumonie albuminurique; mort à la suite d'une péritonite généralisée.

Il s'agit d'une jeune Wurtembergeoise de 24 ans, exerçant la profession de domestique à Paris.

Les accidents datent du mois de décembre 1881.

La malade s'aperçut alors que ses pieds et ses jambes enflaient surtout vers le soir, et après la fatigue. Elle suivit un traitement, fut envoyée à la campagne et revint à la santé.

A son retour à Paris, elle prit des douches froides, à la suite desquelles elle vit les accidents se reproduire.

L'œdème se manifesta de nouveau aux paupières, aux membres inférieurs; il y eut de la toux, mais sans accidents dyspnéiques.

Soignée à l'hôpital Beaujon, son état s'améliora de nouveau, et elle sortit de l'hôpital dans un état satisfaisant; mais bientôt les accidents reparaissent encore, et c'est alors qu'elle est amenée à la Pitié, salle Laënnec lit n° 4, le 7 décembre 82. Ce qui frappe tout d'abord l'attention, c'est l'existence d'une dyspnée intense qui provoque de suite l'examen de la poitrine. Cette dyspnée, au dire de la malade, s'est déjà produite les deux jours précédents, présentant vers le soir un maximum très marqué.

A la percussion, l'examen des sommets ne révèle rien de particulier. Il y a un peu de submatité vers la base des deux poumons; cette submatité est plus prononcée en arrière qu'en avant, et à droite qu'à gauche.

L'auscultation révèle dans les régions précédentes des râles sous-crépitants fins, entremêlés de bulles plus grosses et plus humides. Ces râles sont aussi plus nombreux, et occupent une plus large surface à droite et en arrière, où ils s'étendent jusqu'à l'angle inférieur de l'omoplate. Il n'y a actuellement ni souffle ni retentissement de la voix.

Le cœur ne présente rien d'anormal.

On est donc en présence d'une bronchite, dont l'étendue n'explique, ni l'intensité, ni le degré de la dyspnée.

Ces particularités amènent un examen général, qui permet de constater de l'œdème des membres inférieurs, et la présence d'une grande quantité d'albumine dans les urines.

La palpation du ventre démontre, dans la région ombilicale et un peu à droite, la présence d'une tumeur ovalaire, mobile, douloureuse à la pression, mesurant de 10 à 12 centimètres dans son plus grand diamètre et qui, à l'hôpital Beaujon, avait fait émettre l'hypothèse d'un rein flottant.

La température n'est que de 38°, il n'y a pas eu de sommeil, la langue est chargée, il y a de la constipation et il s'est produit quelques vomissements.

On fait appliquer 40 ventouses dont six scarifiées sur le foyer de bronchite. Le lendemain, la malade souffre encore d'une oppression considérable, mais il y a eu vers le soir, depuis 4 heures jusque vers le milieu de la nuit, un paroxysme pendant lequel elle était assise sur son lit, semblant faire appel à toutes ses forces respiratoires, et elle n'a pas dormi de la nuit ; la température s'est élevée à 39,5, le pouls est à 100 pulsations.

Les foyers d'auscultation persistent, mais, un peu au-dessous de de l'angle de l'omoplate du coté droit, on peut constater l'apparition d'un souffle, limité à l'étendue de quelques centimètres et, sur la periphérie, des râles sous-crépitants secs, presque crépitants, la submatité est plus prononcée à ce niveau et on peut constater que la respiration est devenue supplémentaire en avant sous les deux clavicules.

Il y a des quintes de toux prolongées ; l'expectoration est très abondante, les crachats sont muco-purulents, aérés offrant une certaine adhérence au fond du vase ; de plus ils présentent une coloration spéciale, produite par du sang disposé sous forme de filaments et de grumeaux noirâtres.

Les urines renferment toujours une notable proportion d'albumine ; il y en a eu 900 gr. dans les 24 heures, renfermant environ 6 gr. d'urée.

La constipation est toujours opiniâtre.

On ordonne des lavements, et trois piqûres de morphine de 1 centig. chacune.

Cet état se continue jusqu'au 11 décembre, la dyspnée paroxystique est revenue tous les jours, les crachats restent colorés par du sang, et les caractères de l'urine ne sont pas modifiés ; quelques râles sous-crépitants ont fait leur apparition sous la clavicule droite.

Le 12. L'état de la poitrine reste le même ; les foyers d'auscultation persistent, mais la toux et les phénomènes dyspnéiques ont beaucoup diminué ; par contre la malade souffre toujours d'une constipation rebelle ; le ventre est devenu extrêmement douloureux et le moindre attouchement provoque des cris ; il y a un peu de météorisme.

Traitement : vésicatoire sous la clavicule droite, 0,10 centigr. d'extrait d'opium, lavement.

Le 13. Les douleurs abdominales et le météorisme qui a augmenté, des vomissements fréquents et répétés, compliquent la situation et aggravent le pronostic.

Le 14. Les garde-robes contiennent une notable quantité de sang.

Le 15. La malade est très affaiblie, ses selles contiennent encore du sang et la mort survient dans la nuit.

Autopsie. — L'ouverture de la cavité abdominale dénote l'existence d'une péritonite généralisée caractérisée, par l'injection des deux feuillets vasculaires du péritoine ; injection plus prononcée à la région hypogastrique et dans les fosses iliaques. Il n'y a ni pus ni adhérence des anses intestinales, mais seulement quelques cuillerées d'un liquide louche rassemblé dans les parties les plus déclives.

La muqueuse intestinale est injectée par places, et les matières mélangées de sang. La tumeur de l'abdomen appréciable pendant la vie, appartient au foie ; elle est due à une anomalie du lobe carré qui déborde considérablement en avant le lobe droit, le lobe gauche, et la vésicule ombilicale.

Les reins manifestement atrophiés présentent les lésions de la néphrite interstitielle.

A l'ouverture de la poitrine, on constate que le cœur a son volume normal, sans lésions d'orifices.

Il n'y a pas de liquide dans la cavité pleurale ; la surface du tissu pulmonaire est normale, sauf vers la base qui est le siége d'une coloration d'un rouge foncé. A la coupe, il s'écoule au niveau de ces mêmes régions un liquide séro-sanguinolent ; l'ouverture des divisions bronchiques permet de voir que la muqueuse a une couleur ardoisée, qu'elle est gonflée et contient un liquide muco-purulent.

De plus il existe vers la partie inférieure du poumon droit un noyau assez considérable, dans lequel le tissu pulmonaire ne présente plus de crépitation sous le doigt, est considérablement densifié et s'enfonce lentement dans l'eau, mais la surface de coupe n'a pas les granulations caractéristiques de la pneumonie fibrineuse; la pression en fait sortir un liquide plus épais, jaunâtre, toujours mélangé d'une certaine quantité de sang.

Il s'agissait donc bien d'une bronchite avec foyer de broncho-pneumonie, siégeant à la base du poumon droit.

ANATOMIE PATHOLOGIQUE.

Nous l'avons dit les lésions broncho-pulmonaires de l'albuminurie n'ont été qu'un petit nombre de fois étudiées sur le cadavre, et les descriptions qu'on en a faites ne reposent peut-être-t-elles pas sur une base suffisante.

Cependant lorsqu'il y a eu œdème on trouve les bronches plus ou moins remplies d'un liquide séreux, ou séro-sanguin, spumeux. A la coupe il s'écoule une grande quantité de ce même liquide, lorsqu'on comprime le parenchyme pulmonaire.

Cet œdème particulier semble donc accompagné d'un état congestif du tissu de l'organe.

Dans les cas de bronchite, la muqueuse est injectée et épaissie, les bronches contiennent des matières muco-purulentes, de plus les lésions de la bronchite sont le plus souvent accompagnées de celles de l'œdème.

Enfin les auteurs ont avancé que la lésion pulmonaire atteignait quelquefois les caractères de l'hépatisation vraie ; elle siégerait surtout alors à la base des poumons, et au dire de Deckher elle coïnciderait fréquemment dans ce cas avec des tubercules, mais il ajoute que cette hépatisation est loin d'être un fait constant.

Nous croyons avec M. Lasègue que le plus souvent le processus se borne aux lésions de la broncho-pneumonie localisée en foyers dans les points du parenchyme pulmonaire précédemment envahis par la bronchite, que l'inflammation occupe des lobules isolés ou confluents, mais que même en ce dernier cas il ne s'agit que d'une pneumonie pseudo-lobaire, c'est-à-dire qu'il n'y a pas d'exsudat fibrineux véritable.

TRAITEMENT.

Les complications pulmonaires de l'albuminurie étant le fait de la lésion rénale, et de la cachexie spéciale produite par elle, il va sans dire que la première indication est de combattre l'affection primordiale, et de soutenir l'état des forces ; mais il arrive souvent que les accidents pulmonaires dominent la situation.

M. le professeur Lasègue dit que l'application répétée de ventouses sèches lui a semblé le meilleur moyen de soulagement pour combattre la dyspnée paroxystique. Il a aussi conseillé l'usage de l'opium à doses un peu élevées, de 0,08 à 0,10 centigr. d'extrait ; les antispasmodiques ne lui ont pas semblé donner des résultats utiles ; d'ailleurs on ne doit pas perdre de vue, pour juger de la valeur des remèdes que cet état dyspnéique s'éteint de lui-même, et que le médicament administré à la fin de la grande attaque, qui se compose d'accès successifs, semble aisément efficace.

Pour combattre l'œdème on s'adresse généralement aux purgatifs drastiques, qui réussissent assez bien contre les lésions de cette nature, mais ne paraissent pas abréger sensiblement la durée de l'œdème pulmonaire.

Dans les cas de bronchite les préparations balsamiques paraissent les mieux indiquées ; on peut les associer aux préparations alcalines qui agissent sur la diurèse. Les dérivatifs cutanés, dont l'absorption et l'élimination par les reins irritent ces organes, doivent être proscrits.

Le traitement de la broncho-pneumonie doit suivre les différentes phases de la maladie et consister plus spécialement à soutenir l'état des forces.

Paris. — A. PARENT, imprimeur de la Faculté de médecine, A. DAVY, successeur, 52, rue Madame et rue Monsieur-le-Prince, 14.